AF317638

DE LA RÉORGANISATION

DES

SERVICES D'ACCOUCHEMENTS

DANS LES HOPITAUX

ET CHEZ LES SAGES-FEMMES AGRÉÉES

PAR

Le Dr J. DUBRISAY

MEMBRE DU CONSEIL DE SURVEILLANCE DE L'ADMINISTRATION
DE L'ASSISTANCE PUBLIQUE.

> Quel est celui d'entre nous qui, pour accoucher sa femme dans un cas où une intervention est nécessaire, ira chercher un chirurgien, quand il pourra demander le service d'un accoucheur? Faisons pour les autres ce que nous ferions pour les nôtres.
>
> (Professeur LEFORT.)

PARIS

LIBRAIRIE ALEXANDRE COCCOZ

11, RUE DE L'ANCIENNE-COMÉDIE, 11

1881

DE LA RÉORGANISATION

DES

SERVICES D'ACCOUCHEMENTS

DANS LES HOPITAUX

ET CHEZ LES SAGES-FEMMES AGRÉÉES

PAR

Le Dr J. DUBRISAY

MEMBRE DU CONSEIL DE SURVEILLANCE DE L'ADMINISTRATION
DE L'ASSISTANCE PUBLIQUE.

> Quel est celui d'entre nous qui, pour accoucher sa femme dans un cas où une intervention est nécessaire, ira chercher un chirurgien, quand il pourra demander le service d'un accoucheur? Faisons pour les autres ce que nous ferions pour les nôtres.
>
> (Professeur LEFORT.)

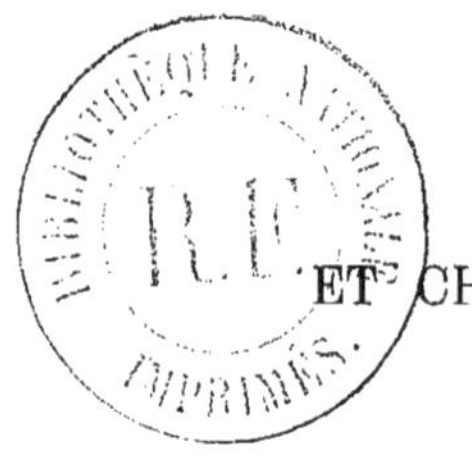

PARIS

LIBRAIRIE ALEXANDRE COCCOZ

11, RUE DE L'ANCIENNE-COMÉDIE, 11

1881

DE LA RÉORGANISATION

DES

SERVICES D'ACCOUCHEMENTS

DANS LES HOPITAUX

Et chez les Sages-Femmes agréées.

PREMIÈRE PARTIE

État actuel.

Si quelque partisan acharné du *statu quo* voulait encore, à l'heure présente, défendre le régime actuel, il n'y aurait qu'à le renvoyer au récit officiel du triste fait qui s'est produit il y a un mois à l'hôpital St-Antoine. Je le rappellerai en quelques lignes.

Le lundi de Pâques 18 avril, à 5 heures du matin, une femme, en travail depuis plusieurs heures, est apportée à l'hôpital. Sans avoir été examinée elle est conduite chez une sage-femme qui, dans la matinée, fait appeler un médecin du bureau de bienfaisance. Sur l'avis de ce médecin, la femme est rapportée à l'hôpital à 10 heures 1/2, dans le service d'accouchement. L'interne de garde constate les faits suivants : La présentation est vicieuse, l'accouchement ne peut se terminer spontanément : une opération est indispensable.

Conformément au règlement, le directeur envoie un garçon de service chez les chirurgiens du bureau central dont l'Administration lui a donné les noms et les adresses pour les appeler en cas d'opérations urgentes et d'accouchements difficiles. Mais on est un jour de fête : pas un des chirurgiens ne répond à l'appel du Directeur, et dans la soirée seulement, beaucoup trop tard pour l'enfant qui devait naître, trop tard pour la femme elle-même, l'opération était pratiquée par un accoucheur étranger à l'Administration. La malheureuse mourait au bout de 24 heures, par rupture utérine, conséquence d'un travail trop prolongé.

Qui peut-on accuser de cette mort ? personne directement, car personne n'était responsable. Le règlement seul est coupable et comme ce fait n'est pas le premier du genre, tout ce que l'on peut dire c'est que depuis longtemps le règlement aurait dû être modifié. Pour mieux dire, il n'aurait jamais dû être établi (1).

Tout le monde du reste est d'accord sur ce point : une réorganisation radicale des services d'accouchements s'impose à bref délai.

PROJETS DE RÉORGANISATION

Deux projets sont en présence : L'un, qui est soutenu par M. Lefort, condamne les Maternités. Toutes ou presque toutes les femmes devront accoucher chez elles ou chez les sages-femmes de l'Administration.

D'après le deuxième projet, qui a été défendu par MM. Tarnier, Depaul, Guéniot, Siredey, Trélat, Nicaise, Millard et beaucoup d'autres médecins et chirurgiens des hôpitaux, les femmes qui se présentent pour accoucher, seront, les unes admises dans les hôpitaux, les autres renvoyées chez les sages-femmes dites *agréées*(2).

(1) Depuis lors, les chirurgiens du bureau central ont établi entre eux un service de roulement; mesure transitoire dont on ne saurait se contenter.

(2) La question des accouchements au domicile des femmes par les sages-femmes du bureau de bienfaisance ne peut être traitée ici. Elle se rattache à la grande question du traitement à domicile pour l'examen de laquelle une commission a été nommée par le ministre de l'intérieur.

A l'appui de son projet, M. Lefort met en avant les données de la statistique.

En 1875 il s'est fait dans les hôpitaux généraux 3437 accouchements sur lesquels il y eut 122 décès : 14 dans des cas où il y avait eu des complications, 107 dans des cas où la grossesse avait été normale. « Par conséquent, « dit M. Lefort, la mortalité, même dans les cas d'ac- « couchement normal, avait été d'une accouchée sur 32. »

En 1878 il s'est fait dans les hôpitaux 4293 accouche- ments ayant amené 93 décès, ou 1 décès sur 45 accou- chements : tandis que 2931 accouchements faits chez les sages-femmes agréées n'ont donné que 19 décès ou 1 décès sur 154 accouchements.

Les adversaires de M. Lefort répondent qu'à une statistique exactement tenue pour les hôpitaux, on ne peut opposer qu'une statistique inexacte en ce qui re- garde les sages-femmes : que les faits ne sont pas com- parables, que les accouchements difficiles sont réservés aux hôpitaux, les accouchements simples aux sages- femmes ; que les femmes, devenues malades chez les sages-femmes, sont renvoyées chez elles ou dans les services généraux des hôpitaux ; qu'un certain nombre de cas de morts, applicables à la statistique des sages- femmes, échappe ainsi à toute recherche.

A ces objections, basées sur des faits parfaitement au- thentiques, il faut ajouter que les critiques de M. Lefort s'adressent seulement aux Maternités anciennes : que dans ces dernières années le développement de la mé- thode antiseptique, l'observation plus rigoureuse des préceptes de l'hygiène, une dissémination plus grande des accouchées bien portantes, l'isolement des accou- chées malades, ont modifié les conditions dans lesquelles se trouvaient les Maternités. Ainsi, à Cochin, en 1878, sur 737 accouchements, avec deux céphalotripsies, 35 forceps et 5 versions, on n'arrivait qu'à 8 décès, c'est-à- dire 1,06 0/0. A Lariboissière la mortalité n'est que de

1,5 0/0. Au Pavillon Tarnier la proportion est plus favorable encore. En pays étranger, à la Maternité de Prague, qui est en même temps un hôpital d'enseignement, la mortalité est de 0,36 en 1879, 0,46 en 1880.

Nous reconnaissons que les conditions nécessaires pour arriver à ces résultats favorables sont encore exceptionnellement appliquées à Paris ; que beaucoup de nos hôpitaux sont bien loin de les présenter, mais la voie est ouverte et l'Administration ne peut reculer devant les sacrifices indispensables.

Il serait d'ailleurs impossible de faire accoucher toutes les femmes ou presque toutes chez les sages-femmes. Les sages-femmes sont relativement peu nombreuses à Paris — elles sont généralement mal logées. Il faut donc craindre de produire chez elles de l'encombrement, et enfin un certain nombre d'entre elles ne présentent pas toutes les garanties désirables au point de vue de l'instruction ou de la moralité.

En face de ces diverses considérations nous nous rangeons à l'avis de la commission et nous pensons que les femmes qui se présentent pour accoucher, devront, suivant les conditions dans lesquelles elles se présentent, être envoyées les unes chez les sages-femmes, les autres dans les salles des hôpitaux.

SERVICES D'ACCOUCHEMENTS DANS LES HOPITAUX

Avec M. Siredey et avec la commission Nicaise, nous pensons que les services dans les hôpitaux doivent être divisés en deux catégories.

La première se compose de grands services d'accouchements à installer ou à maintenir dans certains hôpitaux, qui seront désignés d'après leur position et d'après le nombre d'accouchements qui s'y font annuellement.

La deuxième catégorie se compose de services moins importants comme nombre de lits.

Seules, les accouchées bien portantes seront maintenues dans les salles d'accouchements.

Pour le moment et jusqu'à ce que des salles d'isolement aient été créées dans tous les hôpitaux, les accouchées devenues malades seront immédiatement transportées dans les services généraux de médecine *où elles seront soignées par les chefs de ces services.*

Personnel médical dans les services d'accouchement. — Dans tout service d'accouchement le personnel médical se compose :

D'une sage-femme ;
D'un interne en médecine ;
De deux externes ;
D'un chef de service.

A aucun prix nous ne pouvons admettre l'idée de M. Nicaise qui propose de laisser les services de la deuxième catégorie annexés aux services de médecine. Quand un accouchement difficile se présenterait dans l'un de ces services, il faudrait, comme aujourd'hui, courir après un accoucheur qu'on ne trouverait pas plus vite qu'on ne le trouve aujourd'hui ; qui, l'opération faite, ne suivrait pas son opérée : qui n'aurait la responsabilité ni du service ni des suites de l'opération. Ce système est absolument condamné et nous indiquerons dans la deuxième partie de ce projet à qui ces services devront être confiés.

DES ACCOUCHEMENTS CHEZ LES SAGES-FEMMES AGRÉÉES

Service médical chez les sages-femmes. — Toute femme en couches qui réclame le secours de l'Administration, qu'elle soit admise dans les hôpitaux ou renvoyée chez une sage-femme, a droit à la même protection de la part de l'Administration, aux mêmes soins de la part des médecins.

Les femmes admises chez les sages-femmes devront donc être visitées par le Directeur de l'hôpital de la circonscription ou par l'un de ses employés ;—elles devront de même être soignées par un médecin titulaire : aussi bien qu'à l'hôpital, elles ne sortiront de chez la sagefemme qu'après signature, sur une pancarte, du chef de service qui atteste qu'elles sont en état de sortir.

L'expérience a prouvé que les soins donnés par les médecins du bureau de bienfaisance sont illusoires (1), et quant au système auquel on songerait, paraît-il, à revenir, une surveillance exercée par les anciens internes, candidats au bureau central, la solution serait encore plus mauvaise.

Ces jeunes gens n'appartiennent plus à l'administration qui n'a sur eux aucune autorité. De ce qu'ils ont été internes il n'en résulte pas du tout, au moins pour le moment, qu'ils sachent les accouchements. Le titre de docteur leur donne sans doute le droit de pratiquer la médecine, la chirurgie et les accouchements, mais tout le monde sait qu'en ville, chez les riches comme chez les pauvres, dès qu'il s'agit de pratiquer une opération obstétricale, on va chercher un spécialiste. — Si c'est là ce que les anciens internes devront faire, nous en revenons toujours au système d'anarchie contre lequel nous nous élevons (2). Enfin quelle sera la durée de cette coopération bénévole ? Si un candidat reste éternellement candidat, sera-ce après 4 ans, 5 ans ou 10 ans que l'Administration le reconnaîtra incapable de continuer des fonctions qu'elle l'avait jusqu'alors jugé capable de remplir ?

La solution par les anciens internes est mauvaise, nous

(1) Des faits récents que l'on peut citer le prouvent.
(2) On dit, il est vrai, que chez les sages-femmes on n'enverra que les accouchements faciles. Comment s'y prendra-t-on ? Qui peut dire que chez une femme, une application imprévue de forceps ne deviendra pas indispensable ?

verrons plus loin à qui doit être confié le service des sages-femmes.

En ce qui est du choix des sages-femmes, de l'installation des consultations et du mode d'admission dans les hôpitaux, nous sommes, à quelques modifications près, de l'avis de la commission.

DEUXIÈME PARTIE

Mode de nomination du personnel médical dans les services d'accouchements

Sur cette 2ᵉ question, nous ne saurions mieux faire que de reproduire textuellement les pages suivantes du rapport présenté par M. Siredey, au nom de la commission composée de MM. Trélat, Millard, Tarnier, Guéniot et Siredey :

En résumé, votre Commission vous propose la création de quatre services définitifs ayant chacun un accoucheur titulaire pour les hôpitaux de : Ménilmontant, Saint-Louis, Lariboisière, la Charité; et la création de deux services, sous la direction temporaire de deux accoucheurs du Bureau central, pour : Beaujon, Necker, d'une part ; la Pitié, Saint-Antoine, Lourcine, d'autre part.

La Commission, respectueuse des droits acquis par un concours antérieur, et convaincue qu'aucune décision administrative ne peut les retirer, rappelle que les chirurgiens actuels de la Maternité et du service d'accouchement de Cochin peuvent, selon leur volonté, soit rester dans les places qu'ils occupent actuellement, soit prendre la direction d'un service de chirurgie générale auquel ils peuvent prétendre par leur rang d'ancienneté.

De même, tous les chirurgiens nommés au concours, avant la mise en vigueur du nouveau règlement, ont le droit de succéder, en cas de vacance, aux chirurgiens actuels de la Maternité ou de Cochin.

Ce ne sera donc que lorsque tous les chirurgiens actuels du Bureau central auront atteint la limite d'âge, ou s'il arrivait qu'aucun d'eux ne voulût prendre la direction de ces services, que ceux-ci seront dévolus aux accoucheurs à nommer. Au contraire, les services créés dans les hôpitaux leur seront exclusivement affectés.

On fera donc face aux exigences du service, en nommant quatre accoucheurs titulaires et deux accoucheurs du Bureau central. Mais, pour sauvegarder les difficultés et l'honneur du concours, *deux places seulement seront données après la promulgation du présent règlement,* et une seulement, d'année en année, pour compléter les six places que nous demandons.

Cette mesure aura pour effet de permettre aux candidats de faire des études préparatoires sérieuses et de se présenter en plus grand nombre. Les quatre accoucheurs nommés les premiers seront répartis, comme nous l'avons déjà indiqué, dans les hôpitaux de Ménilmontant, Saint-Louis, Lariboisière et la Charité.

Dans le cas où l'on n'accorderait d'abord que deux places de titulaires, celui des deux accoucheurs du Bureau central qui serait chargé de Beaujon et de Necker, adjoindrait à son service l'hôpital de la Charité.

Les accoucheurs peuvent concourir au même âge que les chirurgiens, et, comme eux, devenir honoraires dans les mêmes conditions. Ils se succèdent dans les hôpitaux d'après le rang d'ancienneté de nomination au concours, selon le mode observé par les médecins et les chirurgiens. En d'autres termes, c'est toujours le plus ancien qui a le droit de prendre le service disponible.

Les accoucheurs du Bureau central font, comme leurs collègues, médecins et chirurgiens, le service de réception des malades. Ils remplacent les titulaires en congé. Ils n'ont pas de service permanent dans les hôpitaux qui leur sont attribués, mais ils doivent s'y rendre lorsqu'ils y sont appelés pour les besoins du service. Ainsi, l'un des accoucheurs du Bureau central sera chargé, comme il a été déjà indiqué, du service de Beaujon et de Necker, et l'autre de Saint-Antoine, la Pitié et Lourcine.

Le stage au Bureau central sera de cinq ans. L'accoucheur sortant rentrera en fonctions dans les hôpitaux, à la première vacance. Il y aura par conséquent un concours réglementaire tous les cinq ans. En outre, chaque accoucheur du Bureau central ou titulaire. en cas de décès ou de démission, sera remplacé dans le plus bref délai selon le mode usité pour le recrutement des médecins et des chirurgiens.

MATIÈRES DU CONCOURS. — MODE DE RECRUTEMENT.

La Commission, toujours préoccupée d'assurer chez les candidats des garanties de savoir analogues à celles que fournissent les médecins et les chirurgiens, a mis tous ses soins à la rédaction du programme qu'elle vient soumettre à votre approbation.

Le concours comprend deux séries d'épreuves : *éliminatoires et définitives.* — *Les épreuves éliminatoires* sont au nombre de quatre ; les deux premières portent sur les accouchements, et consistent en une épreuve théorique et en une épreuve clinique.

Les deux autres ont pour sujet : l'une, l'anatomie et la chirurgie, l'autre, la médecine opératoire.

La Commission a cru devoir imposer aux candidats un nombre égal de questions sur les accouchements et la chirurgie proprement dite. Les accoucheurs devront ainsi fournir la mesure de leurs connaissances spéciales en accouchements, et montrer, par l'étendue de leurs notions anatomiques et chirurgicales, qu'ils sont aptes, non-seulement à pratiquer les manœuvres obstétricales, mais aussi les opérations qui peuvent se présenter soit chez la mère, soit chez l'enfant.

C'est dans ce but que la Commission a voulu imposer une question écrite sur un sujet d'anatomie et de chirurgie, et la même épreuve de médecine opératoire que celle qui est exigée des chirurgiens.

Les deux épreuves définitives portent sur une question clinique afférente, l'une aux accouchements, l'autre à la chirurgie. Par contre, la médecine proprement dite y est complètement étrangère.

C'est qu'en effet, la Commission restant fidèle à l'opinion déjà formulée plusieurs fois, pense que les accoucheurs n'ont de raison d'être introduits dans les hôpitaux que pour y pratiquer les opérations obstétricales et donner leurs soins aux femmes accouchées valides. En n'insérant au programme aucune questien médicale, elle affirme une fois de plus son intention qu'ils ne doivent garder dans leur service aucune femme malade.

Par conséquent, pour éviter toute confusion ou tout semblant d'usurpation de titre, les nouveaux chefs de service que nous proposons de nommer prendront la qualification d'accoucheurs des hôpitaux, sans y ajouter celle de médecins, puisqu'ils n'ont subi aucune épreuve pouvant leur conférer ce titre, non plus que celle de chirurgiens, puisqu'ils ont des attributions tout à fait différentes.

Les épreuves éliminatoires comprennent donc : 1° Une leçon théorique sur un sujet d'accouchement ; — 2° Une épreuve clinique, après examen d'une femme admise dans un service d'accouchement ; — 3° Une épreuve écrite d'anatomie et de chirurgie ; — 4° Une épreuve de médecine opératoire identique à celle qui est imposée aux chirurgiens.

Les épreuves définitives sont : 1° Une épreuve clinique sur un ou sur une malade de chirurgie ; — 2° Une consultation écrite, après examen d'une femme enceinte ou accouchée.

La valeur de chaque épreuve subie par les candidats sera appréciée par des points dont le maximum sera 20, excepté pour la première où il sera de 30, en raison de la nature et de l'importance de cette épreuve, eu égard à la spécialité du concours.

Le jury du concours, pour la nomination aux places d'accoucheurs des hôpitaux, sera composé de la façon suivante, pendant un temps plus ou moins long, jusqu'à ce qu'il existe un nombre suffisant d'accoucheurs, soit en exercice, soit à la retraite : 2 médecins des hôpitaux ; 2 chirurgiens des hôpitaux ; 3 accoucheurs ou chirurgiens ayant dirigé dans les hôpitaux un service spécial d'accouchement.

Les accoucheurs feront aussi partie des divers jurys des concours pour le service de santé. Les jurys, à l'avenir, seront composés ainsi qu'il suit :

A. — *Pour les médecins du Bureau central* : 6 médecins des hôpitaux ; 1 chirurgien ou 1 accoucheur, suivant que le sort décidera, les noms des accoucheurs étant mis dans une urne concurremment avec ceux des chirurgiens. — Mais un seul accoucheur pourra faire partie du jury.

B. — *Pour les chirurgiens du Bureau central* : 1 médecin des hôpitaux, 6 chirurgiens ou 5 chirurgiens des hôpitaux et 1 accoucheur suivant que le sort décidera. En aucun cas, le jury ne comprendra plus d'un accoucheur.

C.—*Pour les prix de l'internat; pour le concours du prosectorat, pour ceux des pharmaciens en chef des hôpitaux*, un accoucheur pourra faire partie du jury quand son nom sortira de l'urne, dans un tirage fait d'après les conditions spécifiées à propos du concours des chirurgiens et des médecins. Mais, jamais, dans le jury, ne pourra se trouver plus d'un accoucheur.

D.—*Pour l'internat* : 3 médecins, 3 chirurgiens, 1 accoucheur. A toutes les épreuves orales de ce concours, l'une des questions arrêtes par le jury portera, ou pourra porter, sur un sujet d'accouchement ou afférent aux accouchements.

E.—*Pour l'externat* : Les chirurgiens et les accoucheurs du Bureau central pourront indistinctement faire partie du jury pourvu qu'il n'y ait pas plus d'un accoucheur.

RÈGLEMENT DU SERVICE.

Ainsi que nous l'avons dit dans la 1er partie, le personnel de chaque service d'accouchement comprend : 1° Un accoucheur titulaire ; 2° Un interne ; 3° Deux externes ; 4° Une sage-femme.

1° Les attributions de l'accoucheur titulaire sont les mêmes que celles des médecins et des chirurgiens des hôpitaux dans leurs services respectifs. Il a sur son personnel une autorité absolue conforme à sa responsabilité. Il fait lui-même ou fait faire sous sa direction et sous sa responsabilité, les accouchements naturels, ou les opérations qu'il pense pouvoir confier aux élèves ou à la sage-femme.

Il soigne les femmes accouchées valides qui séjournent dans le service jusqu'à leur sortie de l'hôpital. Mais, comme nous l'avons déjà dit, dès qu'une femme accouchée tombe malade, il la fait immédiatement passer, de la salle des femmes en couches, dans un des services de médecine de l'hôpital. Le chef de service a la surveillance des femmes placées chez les sages-femmes pour y faire leurs couches.

Il doit se rendre chez ces dernières quand son intervention est jugée utile, veiller à ce que les accouchées reçoivent les soins nécessaires, et à ce que les précautions hygiéniques en vue de la prophylaxie des maladies puerpérales soient toujours observées rigoureusement. Il expédie d'urgence à l'hôpital les femmes et les nouveau-nés malades.

2° Un interne est attaché spécialement à chaque service d'accouchement,—non seulement à ceux qui seront confiés à des accoucheurs, mais à tous les services de femmes en couches qui contiennent plus de 16 lits—à l'exception de Lourcine qui est plutôt une infirmerie de femmes enceintes syphilitiques qu'un véritable service d'accouchement.

Ainsi, chacun des médecins chargés d'un de ces services, en attendant qu'il soit placé sous la direction d'un accoucheur titulaire, aura deux internes, dont l'un sera affecté à la salle des femmes en couches exclusivement, et l'autre aux salles de médecine générale.

Cette mesure trouve sa raison d'être dans ce fait qu'avec l'organisation actuelle, les internes étant constamment en rapport avec des malades atteints d'affections contagieuses, étant, de plus, appelés à faire des pansements pour des suppurations abondantes et fétides, ou obligés de se livrer à des recherches d'anatomie normale et pathologique, sont à bon droit regardés comme des agents puissants de propagation des maladies transmissibles.

Par conséquent, l'adjonction à chaque service d'accouchement, d'un interne spécial, qui n'aurait aucun rapport avec les autres malades de l'hôpital et ne ferait jamais d'autopsie ni aucune dissection, est une des réformes qui s'imposent le plus impérieusement. L'interne, en l'absence du chef de service, le supplée dans les cas simples, et le fait prévenir dans les cas difficiles. En cas d'urgence, il en informe autant que possible le Directeur, et il intervient avec le concours des internes présents à l'hôpital.

L'interne supplée encore le chef du service pour visiter les femmes placées chez les sages-femmes qui le font demander—soit qu'il s'agisse d'un accouchement difficile ou d'un accident survenu pendant le travail, soit qu'il s'agisse d'une maladie—et, le lendemain, il rend compte à son chef de service de ce qu'il a observé. En cas d'urgence, il fait prévenir immédiatement le chef de service, ou il fait transporter la malade à l'hôpital. En cas d'absence de l'interne du service, le Directeur peut requérir d'urgence l'un des internes de l'hôpital. En dehors de ces circonstances exceptionnelles, aucun élève étranger, interne, externe, stagiaire ou bénévole, ne peut entrer dans la salle des femmes en couches sans la permission écrite et signée du chef de service.

3° Les externes des services d'accouchements auront au moins douze inscriptions. Ils devront suivre la visite, tenir les cahiers, aider dans les opérations, et exécuter les prescriptions qui leur sont faites par le chef de service. — Une sage-femme remplace la religieuse. Elle en remplit les fonctions. Elle a le rang de surveillante au point de vue administratif, et elle a sous ses ordres les infirmières. — Par ses connaisances spéciales, elle est d'ailleurs, dans la mesure jugée utile par le chef de service, son auxiliaire naturel.

A ce projet très complet et comme on le voit longuement étudié, M. Nicaise, rapporteur d'une 2ᵉ commission, composée de MM. Trélat, Guéniot, Polaillon, Lucas-Championnière et Nicaise, oppose un projet assurément fort simple qui peut être ainsi formulé :

1° Les services spéciaux d'accouchement sont confiés aux chirurgiens ordinaires des hôpitaux.

2° Tout chirurgien qui entre dans les services spéciaux d'accouchement s'engage à y rester pendant au moins 5 ans.

En outre de son propre service, le chirurgien de chaque service spécial, est chargé des opérations obstétricales dans les divers hôpitaux qui lui sont attribués.

3° Une épreuve spéciale de tocologie est introduite dans le concours pour la nomination des chirurgiens du bureau central.

Pour apporter dans la discussion toute la clarté désirable, nous examinerons d'abord les objections présentées par M. Nicaise au projet de M. Siredey.

Nous exposerons ensuite les critiques dont le projet de la commission Nicaise nous paraît être passible.

OBJECTIONS PRÉSENTÉES PAR M. NICAISE : DE LA SPÉCIALISATION.

1° L'objection capitale présentée par M. Nicaise et par certains chirurgiens est la suivante : La création d'un 3e ordre de fonctionnaires hospitaliers, dits accoucheurs, ouvre la porte aux spécialités et l'on sait qu'on peut aller loin en fait de spécialisation.

« Ce qui fait la gloire de la médecine française, dit M.
« Lefort, c'est l'état-major médical des hôpitaux de Pa-
« ris, état-major recruté après des concours sérieux, et
« qui, on a le droit de le dire, est dans son ensemble et
« par son ensemble sans rival au monde. L'obstétrique
« est une spécialisation assez étroite de la chirurgie et
« si l'on créait dans nos hôpitaux, des accoucheurs qui
« n'auraient dans les concours qu'à faire preuve de con-
« naissances anatomiques, physiologiques et pathologi-
« ques, limitées à l'art des accouchements, on porterait
« une atteinte sérieuse à la juste considération de notre
« corps médical hospitalier.

« Aussi, ajoute plus loin M. Lefort, si je faisais un con-
« cours spécial d'accouchement, j'obligerais les accou-
« cheurs, par des épreuves théoriques, cliniques et pra-
« tiques d'ordre chirurgical et d'ordre obstétrical, à
« montrer qu'ils possèdent les connaissances générales
« étendues qu'on a le droit d'exiger de tous ceux qui
« aspirent à l'honneur et à la lourde responsabilité de
« diriger un service d'hôpital. »

1° Ce que demande M. Lefort au sujet du concours, c'est ce que nous demandons nous-mêmes. C'est ce qu'a proposé la commission dont M. Siredey fut le rapporteur ; pour s'en convaincre il suffit de relire le chapitre intitulé : Matières du concours (page 11).

2° En ce qui est des bornes restreintes dans lesquelles

l'obstétrique est renfermée, à l'opinion de M. Lefort nous opposerons celle de Velpeau : « La science des accou- « chements est une des branches *les plus importantes* « et les plus positives de la médecine. Comprenant tout « ce qui concerne la reproduction de l'homme, elle em- « brasse nécessairement un *vaste domaine* et s'occupe « presque toujours de deux êtres à la fois dans ses moyens « d'application. Exigeant une étude approfondie de ce « qu'elle renferme de spécial, une expérience, des exer- « cices qu'on ne peut guère rencontrer que chez ceux « qui en ont fait le sujet de longues méditations ; ayant « d'ailleurs des limites exactement tranchées, elle peut « être détachée sans danger du grand arbre médical à « titre de rayon particulier ou de pratique distincte. » Et nous ajouterons : Ce qui était vrai alors, l'est assuré- ment bien plus aujourd'hui.

3° Nous ne pouvons qu'applaudir à ce que dit M. Le- fort et du mérite du corps médical, et des inconvénients qui résulteraient de l'invasion des spécialités. Mais en vé- rité la question des spécialités n'a rien à faire dans la dis- cussion présente.

On dit que les accoucheurs une fois acceptés, avant 6 mois tout espèce de spécialités aura franchi la barrière du bureau central. Si cela devait être, les accoucheurs n'y se- raient pour rien, pas plus que les médecins ou les chirur- giens. Les maladies des yeux, des oreilles, des voies uri- naires, etc., sont absolument des branches de la chirurgie : on ne peut ni on ne doit les en séparer. Mais, entre l'obsté- trique et la médecine ou la chirurgie, de par la nature même il y a une barrière. La médecine étudie la maladie, l'obstétrique étudie une fonction, et comme la fonction peut être entravée par une maladie, ou nécessiter une opéra- tion, l'accoucheur doit être médecin et chirurgien, c'est ce que nous demandons : tout au contraire on peut être un excellent médecin ou un très bon chirurgien (cela se voit tous les jours) et ne rien savoir en obstétrique. En un mot, il faut en prendre son parti, la médecine considérée dans l'acception générale du mot, se divise en trois branches : la médecine proprement dite, la chirurgie et l'obstétrique (1).

Quittons du reste les généralités et passons à l'étude des faits.

Pour être accoucheur, nous dit-on, il faut avoir *des connaissances générales étendues ; il faut être en état de subir un vrai concours ;* il faut, en un mot, a écrit un chirurgien, *être un encyclopédiste.*

La prétention nous paraît un peu forte, et nous demandons où sont dans les hôpitaux les *encyclopédistes ?* Quand, après un concours sérieux, les jeunes gens arrivent à l'internat, ils entrent tout d'abord, suivant le rang de leur classement, dans les services qu'ils trouvent vacants, médecine ou chirurgie, plus généralement chirurgie.

Dès la 2° année, au plus tard à la 3°, suivant leurs goûts et leurs aptitudes, ils se divisent en 3 catégories :

Les futurs médecins se cantonnent dans les services de médecine : ils font de la clinique interne, de la physiologie, de l'histologie, etc.

Les chirurgiens vont exclusivement dans les services de chirurgie, et s'adonnent à la clinique externe, à l'anatomie, aux dures et laborieuses préparations du concours d'adjuvat.

---

(1) Cette trilogie si naturelle, si certaine, n'a pu entrer encore dans l'esprit des médecins français, en général, et surtout de ceux de la capitale qui donnent le ton. L'obstétrique n'est toujours pour eux qu'un appendice de la chirurgie et en fait d'accouchement il ne peut être question que d'opérations manuelles ou instrumentales. Ces opérations elles-mêmes leur paraissent de si peu d'importance que l'officier de santé qui, pour pratiquer une opération chirurgicale, doit se faire assister par un docteur, peut impunément faire des versions, appliquer le forceps, perforer la tête d'un enfant mort ou vivant, céphalotriber, embryotomiser ! Tout cela n'est rien : mais pour une amputation de membre, une extirpation de tumeur, il lui faut l'assistance d'un docteur.

(Stoltz. *Lettres obstétricales de Siebold.*)

Les accoucheurs, moins nombreux, s'attachent aux services d'accouchement : à défaut de places, ils vont dans les services de médecine auxquels sont annexés des accouchements, et tout leur temps est absorbé par la clinique obstétricale, dont le caractère dominant est l'imprévu, et qui, par cela même, les oblige à une présence plus assidue à l'hôpital.

Devenus docteurs, les médecins se présentent au clinicat, à l'agrégation et au concours du bureau central.

Les chirurgiens se présentent au prosectorat, au clinicat, à l'agrégation, et au concours du bureau central.

Les accoucheurs se présentent au clinicat et à l'agrégation. Mais la porte des hôpitaux leur a été fermée jusqu'ici.

Pourquoi cette exclusion ? Pourquoi priver les femmes des hôpitaux des soins éclairés que leur donneraient des hommes instruits ?

On les traite de *jeunes spécialistes*. Il faut craindre, dit-on, une *spécialisation hâtive*. En quoi ces ex-internes, qui sont du même âge que leurs collègues, qui ont passé par les mêmes études, par les mêmes épreuves générales, sont-ils plus spécialistes que les futurs chirurgiens qui n'ont fait et qui ne savent que de la chirurgie ? On nous redira la phrase dédaigneuse que nous avons citée plus haut : L'obstétrique est une spécialisation assez étroite de la chirurgie... Cette trop facile réponse ne fait que nous rappeler les temps encore peu éloignés, où, coiffés de leurs bonnets pointus et drapés dans leurs longues robes, les docteurs en médecine de l'Université de Paris traitaient d'infimes barbiers les précurseurs des Velpeau, des Nélaton et des Verneuil.

A cette époque aussi, sans doute, la chirurgie passait pour une spécialité étroite de la médecine. Depuis lors, les chirurgiens ont pris leur revanche.

2° *Inconvénients d'un concours spécial.* — L'intérêt des malades, dit M. Nicaise, est mieux sauvegardé

par le concours général que par le concours spécial.
Qu'on spécialise les services et non les concours. D'ailleurs, si l'on fait un concours spécial, quels seront les
concurrents ? et l'on cite, par analogie, un concours
d'aliénation mentale dans lequel pour deux places il n'y
avait que quatre concurrents. Pour l'aliénation mentale,
la réponse était simple et a été faite. Pour les accoucheurs
elle n'est pas moins facile. Les concurrents seront les
anciens internes des services d'accouchement : les chefs
de clinique, il y en a un tous les deux ans; les agrégés,
il y en a un tous les trois ans; et si, malgré tout, les
concurrents étaient en petit nombre, ce qui ne sera pas,
il suffirait, pour calmer les inquiétudes de la Commission, de lui rappeler la période de 1864 à 1867 pendant
laquelle les concurrents au bureau central de chirurgie
étaient si peu nombreux que les éliminations à la suite des
premières épreuves étaient à peu près nulles. De cette
période cependant date une pléiade de chirurgiens dont
l'administration s'honore à juste titre.

Quant aux malades, quant aux femmes en couches,
leur intérêt direct est d'être soignées, d'être accouchées,
d'être opérées, s'il y a lieu, par des gens qui aient appris
à le faire. Nous avons dit plus haut comment sont em-
ployées les années d'internat. Seuls les anciens internes
des services d'accouchements connaissent réellement
les accouchements.

3° *Pour faire les accouchements il faut des opérateurs.*

En obstétrique, dit M. Nicaise, *on se trouve en face
des opérations les plus graves, celles qui demandent
le plus de sang-froid et d'habileté opératoire, ce qui
ne s'acquiert que par la longue préparation de la chirurgie.* Plus loin : *C'est donc à des opérateurs qu'il faut
les confier.* Plus loin encore : *Ce sont donc des opérateurs qu'il faut, c'est-à-dire des chirurgiens.* Je ferai
remarquer en passant que dans son premier mémoire de

1878, page 11, M. Nicaise avait dit : *Les services d'accouchements doivent rester confiés à des médecins. La
conduite des complicaitons de la grossesse et des
suites de couches sont plus du ressort de la médecine
que de la chirurgie.* Cette contradiction apparente veut
dire tout au moins que pour soigner des femmes en
couches, il faut être à la fois médecin et chirurgien,
c'est-à-dire accoucheur.

Quoi qu'il en soit, dans les accouchements compliqués,
est-ce qu'il n'y a à faire que des opérations ?

L'indication du moment où il faut agir, la mensuration
du bassin, l'appréciation de la résistance des parties, les
moyens à employer immédiatement pour arrêter une
hémorrhagie qui en quelques minutes peut être mor-
telle, etc., etc., « tout cela exige, dit Velpeau, une étude
« approfondie, une expérience journalière et des exer-
« cices qu'on ne peut guère rencontrer que chez ceux
« qui en ont fait le sujet de longues méditations. »
Considérons en elles-mêmes les opérations.

Au point de vue de la médecine opératoire générale,
les chirurgiens et les accoucheurs du bureau central seront sur le même rang ; les uns comme les autres auront
été internes en chirurgie, et dans les deux concours, les
épreuves opératoires seront les mêmes. (Voir le chapitre :
Matières du concours, projet Siredey, p. 11).

Au point de vue obstétrical les accoucheurs qui auront
été internes dans les services d'accouchement, auront assurément l'avantage.

On parle de longue pratique chirurgicale. Mais le jour
où l'on devient chef de service, que l'on soit chirurgien
ou accoucheur, quelle pratique personnelle a-t-on ? A
ce point de vue même, l'avantage serait encore du côté
des accoucheurs, car plus d'une fois dans des cas graves
et pressants, soit comme internes, soit comme chefs de
clinique, ils auront dû remplacer leurs chefs de service.

Quel rapport y a-t-il d'ailleurs entre les opérations

obstétricales proprement dites, la version, le forceps,
l'embryotomie elle-même, et les opérations purement
chirurgicales? Une seule, l'opération dite de Porro, rentre
dans le domaine de la grande chirurgie. Inventée par un
accoucheur M. Porro, professeur d'accouchement à l'U-
niversité de Pavie, elle a été pratiquée en tout 64 fois en
Europe, et a donné 28 succès. Sur 64 opérations, 52 ont
été pratiquées par des accoucheurs—4 par un chirurgien
— et pour les 8 dernières, je n'ai pu établir si elles
avaient été faites par des accoucheurs ou par des chirurgiens.

4° *Exemples de MM. Depaul et Tarnier* : — Les
chirurgiens citent les exemples de MM. Depaul et Tarnier, qui, pour arriver à un service d'accouchement, ont
passé par le concours de chirurgie. On peut leur opposer
bon nombre d'autres accoucheurs, tels que Cazeaux, Jac-
quemier, Blot, etc., dont les ouvrages font autorité, qui
ont été ou sont encore membres de l'Académie de médecine, et qu'il eût été fort avantageux pour les malades de
ne pas exclure des hôpitaux par un concours uniquement
chirurgical.

Mais MM. Depaul et Tarnier n'avaient pas attendu pour
se spécialiser, comme a dit M. Nicaise, d'être arrivés au
bureau central : ils étaient déjà accoucheurs quand ils ont
concouru et depuis ils sont restés uniquement accoucheurs. M. Depaul, reçu docteur en 1840, arrivait à l'agrégation d'accouchement en 1847, au bureau central en
1853, devenait en 1861, chirurgien des enfants assistés,
et en 1862, chirurgien de l'hôpital des cliniques.

M. Tarnier, docteur en 1857, était reçu agrégé d'accouchement en 1860, chirurgien du bureau central en 1865,
chirurgien de la maternité en 1867.

M. Guéniot, qu'on peut citer également, reste par sa
seule volonté, depuis 1867, chirurgien de l'hôpital des
enfants assistés, en attendant sans doute un service d'accouchement.

De bonne foi, dira-t-on que ces trois honorables con-frères, qui n'ont jamais accepté la direction d'un vrai service de chirurgie, qui n'ont jamais publié que des mé-moires ou des ouvrages d'accouchement, qui sont mem-bres de l'Académie, section des accouchements, soient des chirurgiens qui se sont faits accoucheurs ?

Projet de M. Nicaise. — Chirurgiens accoucheurs. — Epreuve de tocologie. — Séjour de 5 ans dans les services d'accouchement. — Si l'on veut bien se re-porter encore une fois à ce que nous avons dit sur l'internat dans les hôpitaux, on comprendra facilement la question que nous formulons ainsi : A quel moment les candidats en chirurgie au bureau central, auront-ils appris leurs accouchements ? Est-ce pendant leurs concours d'adjuvat ou de prosectorat ? Viendront-ils, tout imprégnés de miasmes cadavériques, examiner et toucher une femme enceinte ? Une fois docteurs, ils sont encore prosecteurs, chefs de clinique en chirurgie : de la salle de chirurgie, où il y a des gangrènes, des infec-tions purulentes, des érysipèles, passeront-ils dans la salle d'accouchement ? On le faisait jadis et les femmes en mouraient, aujourd'hui ce serait un crime (1).

Que sera donc pour des concurrents ainsi préparés l'épreuve de tocologie dont on parle ? — M. Lefort se charge de la réponse : « *Cette épreuve ne sera qu'une vaine formalité ayant la valeur de l'épreuve de médecine légale dans nos concours d'agrégation en médecine. — Comment veut-on qu'un jury composé de chirurgiens, ayant pour mission de nommer des*

____

(1) Un des plus intelligents et des plus zélés directeurs des hôpi-taux, nous racontait qu'il y a trois ou quatre ans, la statistique jus-qu'alors très bonne dans la salle d'accouchement de son hôpital était tout à coup tombée d'une manière déplorable. L'interne du ser-vice était un élève fort distingué, mais anatomo-pathologiste pas-sionné. Le médecin en chef demanda et obtint un interne spécial pour les accouchements. Au bout de quelques semaines les accidents puerpéraux avaient disparu.

chirurgiens, tienne un compte sérieux d'une épreuve
théorique d'accouchement ?

Un chirurgien, défenseur des chirurgiens, avait déjà
répondu dans le même sens — (*Gazette hebdomadaire,*
14 janvier 1881). « Les chirurgiens d'ordinaire, en en-
« trant au bureau central, ignorent les accouchements.
« La commission demande qu'on introduise dans le con-
« cours une épreuve de tocologie : à la vérité c'est quel-
« que chose, mais nous ne croyons pas à l'efficacité
« absolue de cette mesure qu'il faut cependant adopter. »

Au point de vue administratif, l'adoption de cette
épreuve présente un singulier résultat. Etant donné
qu'il est indispensable de demander aux chirurgiens
une garantie supplémentaire, c'est au plus tôt dans onze
ans que les chirurgiens présentant cette garantie arri-
veront dans les hôpitaux. Jusque-là, sauf quelques cas
de décès malheureusement possibles, il n'y aura pas de
places de titulaires, et il y a déjà au bureau central 13
chirurgiens expectants.

Sans nul doute, un chirurgien du bureau central,
homme jeune, instruit, habitué au travail, qui voudra devenir accoucheur, le deviendra dans un temps relativement assez court ; mais qu'il le soit alors d'une manière
permanente et jusqu'à la fin de sa carrière hospitalière,
comme le médecin reste médecin, comme le chirurgien
reste chirurgien.

Le projet Nicaise ne fait que transformer les chirurgiens du Bureau central en *accoucheurs temporaires,*
en accoucheurs faute de mieux, c'est là ce qu'il faut à
tout prix repousser : *ce serait revenir,* dit M. Lefort, *aux*
graves inconvénients dont nous avons été témoins
jadis pour la maternité, « le chirurgien du Bureau
« central n'ayant aucun goût pour la pratique obstétri-
« cale, sera obligé pour ne pas perdre son rang d'ancien-
« neté , de prendre la direction d'un service d'accouche-
« ment. Il se vouera d'autant moins à l'étude sérieuse

« de l'obstétrique qu'il n'aura qu'une préoccupation, voir
« arriver la fin de son exil pour retourner à la chirurgie
« proprement dite. A peine aura-t-il acquis l'expérience
« qui lui manquait au début, qu'il quittera le service
« pour être remplacé par un nouveau titulaire qui, à son
« tour, et ainsi de cinq ans en cinq ans, aura son éduca-
« tion à faire. Est-ce là de la bonne administration? »
Sans vouloir forcer la note, nous ajouterons est-ce là de
l'assistance charitable?

Conclusions. — En présence des opinions les plus
opposées soutenues de part et d'autre par des hommes
de mérite et de bonne foi, nous nous expliquons facilement l'embarras dans lequel se trouvent les représentants
de l'Administration, et les membres non médecins du
Conseil de surveillance.

Nous leur soumettrons, en terminant, les considérations suivantes:

1° En pareille matière, les médecins et chirurgiens des
hôpitaux sont mauvais juges, car ils sont juges et parties ;
les uns sont entraînés par un intérêt direct et personnel,
les autres par l'esprit de corps.

Les chirurgiens du Bureau central, tout pleins du feu de
la jeunesse, tout prêts à se dévouer pour la science et
pour l'humanité, frémissent d'impatience à la seule idée
que, pendant onze ans, ils seront sans places de titulaires
dans les hôpitaux, et ils en sont arrivés à se persuader,
à se convaincre, que ne pas leur donner des places qu'on
va créer, *sur lesquelles ils n'avaient jamais compté,*
c'est les dépouiller de ce qui leur appartient.

Mais en face d'une semblable théorie se dressent les
droits et l'intérêt des femmes et des enfants dont l'Administration et le Conseil de surveillance sont les ga-
rants responsables.

2° Partout en Europe il y a dans les hôpitaux : *médecins, chirurgiens, accoucheurs.*

En France seulement il n'y a dans les hôpitaux que des médecins et des chirurgiens.

C'est dans les hôpitaux français que les statistiques d'accouchements restent aujourd'hui le plus mauvaises.

3° A la faculté de médecine de Paris, la division existe entre médecins, chirurgiens et accoucheurs ; et jamais, que je sache, les professeurs d'accouchement n'ont été considérés comme inférieurs en quoi que ce soit aux autres professeurs.

M. Nicaise dit, il est vrai, qu'il ne faut pas confondre les besoins de la pratique avec ceux de l'enseignement et des examens — et il ajoute que dans les hôpitaux, ce dont il s'agit, c'est de soigner des malades (1).

A l'hôpital des Cliniques on en soigne assurément un bon nombre. Après Cochin et la Maternité c'est à la Clinique qu'il se fait le plus d'accouchements, 627 par an. (Rapport de M. Nicaise, p. 10). — Après la Maternité c'est encore là qu'il se fait le plus d'opérations, 50 en 1878 (rapport de M. Nicaise) dont 13 embryotomies, et il faut noter qu'en l'absence du professeur, pendant les vacances, les opérations sont faites par ces accoucheurs, agrégés de la Faculté qu'on repousse, comme indignes, de l'Administration des hôpitaux.

4° A l'une des dernières séances du Conseil, à propos d'un hôpital à créer sur le bord de la mer, M. Nicaise demandait que l'Administration fît pour ses enfants ce que les familles riches font pour les leurs. C'est sur ce que font les riches, disait M. Nicaise, que l'Administration doit prendre modèle pour traiter les pauvres.

(1) Le moment est mal choisi pour écarter la question d'enseignement. Contrairement à l'attente générale, contrairement aux demandes de M. le Doyen lui-même, la création d'une deuxième chaire de Clinique obstitricale vient d'être repoussée par la Faculté de médecine. Ce que l'Administration des hôpitaux a déjà fait, on peut le dire, avec éclat, pour l'enseignement de la Clinique interne et de la Clinique externe, elle doit le faire aujourd'hui pour l'enseignement de l'obstétrique.

A l'exemple de notre collègue, nous demandons que l'on donne aux femmes pauvres les accoucheurs que les femmes riches appellent.

5° Un exemple plus probant encore est celui que nous donnent les chirurgiens et les médecins des hôpitaux, les professeurs de la Faculté de médecine.

Laissant de côté MM. Depaul, Tarnier et Guéniot que les deux partis réclament, j'ai demandé à quelques-uns de nos accoucheurs quels étaient les accouchements officiels qu'ils avaient pratiqués. Je tiens les noms à la disposition de mes collègues du Conseil :

M. Blot a accouché les femmes, filles ou sœurs de :

    8 professeurs de la Faculté de médecine de Paris,
    4 membres de l'Institut et de l'Académie de médecine,
    13 médecins des hôpitaux,
    3 chirurgiens des hôpitaux.

M. Bailly . . . . . . de :

    2 professeurs de la Faculté de médecine,
    1 chirurgien des hôpitaux,
    1 chirurgien du bureau central,
    9 médecins des hôpitaux.

M. Chantreuil. . . . de :

    2 médecins des hôpitaux,
    4 chirurgiens du bureau central.

M. Budin. . . . . . de :

    1 médecin des hôpitaux.

M. Nivert . . . . . . de :

    3 médecins des hôpitaux,
    1 chirurgien des hôpitaux.

M. CHARRIER . . . . . de :

    2 médecins des hôpitaux.

M. PINARD . . . . . . de :

    2 professeurs de la Faculté,
    1 médecin des hôpitaux,
    1 chirurgien des hôpitaux,
    2 chirurgiens du bureau central.

Ces chiffres parlent d'eux-mêmes et plus encore les noms qui se trouvent derrière. — Aucune explication n'est nécessaire pour en faire comprendre toute l'éloquence.

En finissant, je ne saurais mieux faire que répéter ici la phrase de M. Lefort déjà inscrite comme épigraphe sur la première page de ce mémoire :

« Quel est celui d'entre nous qui pour accoucher sa femme dans un cas où une intervention est nécessaire, ira chercher un chirurgien quand il pourra demander le service d'un accoucheur ? Faisons pour les autres ce que nous ferions pour les nôtres. »

TABLE DES MATIÈRES

—

PARIS. — IMP. V. GOUPY ET JOURDAN, RUE DE RENNES, 71